RÉFUTATION

DES ASSERTIONS

ÉMISES PAR M. LE Dr BRIANÇON, DE FUMEL,

Le 30 Juin 1852,

DANS L'AFFAIRE

GUINGAL CONTRE CANTAGREL,

DEVANT M. MONMAYOU,

Deuxième suppléant du Juge de paix du canton de Puy-l'Évêque,

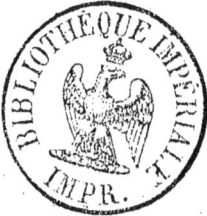

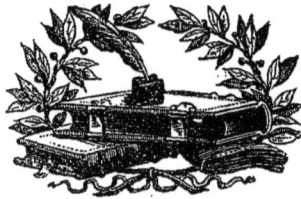

Par M. le docteur Demeaux,

De Puy-l'Évêque.

Cahors, imprimerie typographique et lithographique de J.-A. BRASSAC.

1852.

RÉFUTATION

ASSERTIONS ÉMISES PAR M. LE Dr BRIANÇON, DE FUMEL,

Le 30 Juin 1852,

Dans l'affaire GUINGAL contre CANTAGREL, devant M. Monmayou, 2me suppléant
du Juge de paix du canton de Puy-l'Évêque,

Par M. le docteur Demeaux, de Puyléveque.

Le 30 juin 1852, M. le docteur Briançon, de Fumel, appelé
devant le juge de paix de Puy-l'Évêque, a démenti formellement les conclusions d'un rapport que j'avais livré le 25 mai
précédent, et conséquemment ma déposition verbale faite ce même jour 30 juin.

Il s'agissait d'une fracture de l'épine de l'omoplate, que je dé-
clarais avoir constatée, c'est-à-dire d'un fait que j'avais vu, que
j'avais touché, que j'avais senti, et M. Briançon est venu affirmer que ce fait n'avait pas existé.

Ce démenti m'était donné dans de telles conditions et formulé de telle sorte, que je n'avais pas même le prétexte de mon ignorance ou de mon insuffisance pour justifier une erreur. L'erreur ne pouvait être, de ma part, que volontaire. Aussi, quelques détracteurs, en bien petit nombre pourtant, ont-ils cherché à exploiter cette circonstance à mon détriment, et à répandre sur mon compte d'étranges calomnies.

Dans les sympathies de l'opinion publique j'aurais trouvé une suffisante réparation de l'acte odieux qui m'était imputé, et volontiers j'aurais voué au mépris les calomnies colportées par quelques ennemis, et à l'oubli ce démenti donné par un confrère, honorable du reste, si mon silence, auquel on s'attendait à ce qu'il paraît, n'eût donné lieu, par anticipation, à des interprétations désobligeantes.

J'ai cru que, dans ma position, entouré de l'estime, de la considération, de la confiance de mon pays, je devais à mes amis, à ma famille, à moi-même, de détruire, pour le présent et pour l'avenir, même le plus léger soupçon, sur mon compte, de mauvaise foi et d'improbité. Et puis, ce qui, en apparence, aggravait ma position, c'est que mon contradicteur était un homme qui, dans l'opinion publique, avait une grande valeur morale et scientifique.

Ce démenti donné et sanctionné par un jugement, je n'avais d'autre alternative que de le subir avec ses conséquences ou de le relever dignement.

Je n'ai pas suivi l'exemple de mes détracteurs, je n'ai répondu à l'injure et à la calomnie que par le mépris et le silence; mais, en revanche, j'en ai appelé aux seuls juges qui fussent compétents pour décider entre mon contradicteur et moi. J'ai soumis les arguments dont on s'était servi pour me combattre à des célébrités chirurgicales dont l'autorité ne peut être contestée par personne. Cela n'a pourtant point suffi à mes adversaires, et je les en remercie ; car, prévenu que ces premiers documents leur étaient suspects de partialité, je n'ai pas hésité à prendre aussi pour juge la Société de Chirurgie de Paris, c'est-à-dire le corps chirurgical tout entier. Ce tribunal scientifique, après une discussion publique et solennelle, a rendu son arrêt ; et aujourd'hui je viens signifier ce jugement à mon contradicteur, et lui produire des assertions authentiques qu'il ne pourra contester, ni lui, ni personne, et qui vont lui prouver que sa déposition devant le deuxième suppléant du juge de paix de Puy-l'Évêque contient, pour ainsi dire, autant d'erreurs que de mots. Toutefois, plus généreux envers M. Briançon que mes détracteurs envers moi, j'admettrai que mon confrère s'est trompé avec bonne foi.

Après le 30 juin, je m'adressai à des hommes dont la position et le crédit scientifique ne pouvaient être contestés ; j'écrivis successivement à M. le professeur Velpeau, à M. le professeur Viguerie, de Toulouse ; à M. le professeur Orfila, pour leur soumettre les diverses questions en litige.

Plus tard, je sollicitai une discussion publique au sein de la Société de Chirurgie ; et aujourd'hui, que je veux éclairer le public sur cette affaire, qu'il a appréciée jusqu'à ce jour d'une manière très imparfaite, je veux lui produire tous les documents que j'ai recueillis à ces sources diverses. Je prie les personnes qui me portent quelqu'intérêt de vouloir bien en prendre connaissance ; et, avec confiance, je laisse à chacun le soin de juger et de conclure.

Pour pouvoir apprécier la portée et l'importance de ces documents, j'ai cru qu'il était utile de reproduire en entier la déposition de mon confrère , la mienne et les paragraphes du jugement relatifs à nos deux témoignages.

Déposition de M. le docteur Briançon.

« Moi , Pierre-Adolphe Briançon , après examen fait attenti-
» vement dudit Guingal , fils , estime :

» La nature de la chute, le siége de la fracture indiqué
» par le plaignant, l'absence d'engorgement consécutif et d'ec-
» chymose , la coaptation parfaite des fragments prétendus de la
» fracture , sans qu'il ait été appliqué d'appareil contentif , me
» porte à croire , surtout après un laps de trente-sept jours seu-
» lement , que la fracture de l'épine de l'omoplate n'a pas eu
» lieu. Cependant, comme le docteur Demeaux est un homme
» tout-à-fait compétent en cette matière , je désire qu'il me fasse
» part de la position du malade après l'évènement , ce qui fixera
» tout-à-fait mon opinion. »

M. le docteur Briançon ayant assez longuement parlé avec
M. Demeaux de la nature de la fracture, a continué son rapport comme suit :

« J'estime , après un nouvel examen fait en présence de
» M. Demeaux , que la fracture n'a pas eu lieu , ou que du
» moins il y a pour moi un grand doute. »

Interpellé si la fracture pouvait être réduite sans laisser de traces, sans autre appareil qu'une écharpe placée au niveau du poignet, a répondu :

« Que la consolidation de la fracture n'aurait pas pu avoir
» lieu sans laisser des traces apparentes. »

Déposition de M. le docteur Demeaux.

« Le 25 mai, à quatre heures du matin, Guingal conduisit
» chez moi son fils aîné, qu'il me dit affecté d'une douleur à
» l'épaule droite par suite d'une chute. J'examinai successive-
» ment l'articulation, la clavicule, où je ne constatai aucune
» lésion. Mon attention fut portée vers l'omoplate par l'indica-
» tion que me fit le jeune homme d'une douleur siégeant spé-
» cialement sur cette partie. En effet, je constatai à trois ou
» quatre centimètres environ du bord interne de l'omoplate,
» sur la portion de cet os qui porte le nom d'*épine*, un peu de
» rougeur et de gonflement dans le point précis où était indi-
» quée la douleur. Poursuivant mes investigations, je cherchai
» à mouvoir l'acromion par des mouvements de latéralité, et je
» pus constater que la portion acromiale de l'épine était mobile ;
» que le centre de cette mobilité correspondait au point précité.
» Je renouvelai cette manœuvre à plusieurs reprises, et je con-
» statai d'une manière non équivoque l'existence d'une fracture
» de l'épine de l'omoplate, caractérisée par la crépitation et par
» la mobilité du fragment acromial. »

Interpellé par nous si la fracture a pu être réduite sans appareil, a répondu :

« Que n'ayant pas constaté de déplacement, ne jugeant pas

» d'ailleurs un appareil spécial utile pour ces fractures, il a cru
» suffisant de faire porter le bras en écharpe audit Guingal,
» fils, pendant quelques semaines. »

Ajoute :

« Qu'il a revu le malade quelques jours après lorsque l'ac-
» cident allait devenir l'objet de poursuites, et qu'il a constaté
» les mêmes caractères de la lésion. »

Paragraphes du jugement relatifs aux deux dépositions de
MM. Briançon et Demeaux.

« Attendu qu'il résulte de l'enquête qui a été faite et de l'a-
» veu même des Cantagrel, père et fils, que Cantagrel, fils, a
» donné un soufflet à Guingal, fils, à la suite duquel celui-ci a
» été *renversé ;* mais qu'il n'est pas résulté pour nous la preuve
» que cette chute ait occasionné la fracture de l'épine de l'omo-
» plate ; attendu, en effet, qu'il résulte du rapport de l'homme
» de l'art que nous avons fait appeler, et qui a procédé en notre
» présence et en la présence des parties à la visite du jeune
» Guingal, qu'il n'a été trouvé aucune trace de fracture de cet
» os, *et que, s'il y avait eu fracture, on en trouverait nécessai-*
» *rement quelques traces, après un délai de trente-sept jours*
» *de l'évènement ;*

» Attendu que les faits qui ont été rapportés par les témoins
» entendus nous ont démontré que le jugement porté par le mé-
» decin était exact ; qu'en effet, aussitôt après la chute, Guin-
» gal s'est relevé, il a croisé les bras sur sa poitrine, les a
» mis en mouvement et n'a accusé aucune douleur ; que le

» lendemain il s'est livré à quelques travaux; *que tous ces*
» *faits éloignent l'idée d'une fracture qui aurait dû l'empêcher*
» *de faire le moindre mouvement avec le bras droit;*

» Attendu, il est vrai, que le docteur Demeaux affirme qu'il
» y a eu fracture, mais que son opinion est combattue par
» celle du docteur Briançon, et qu'en présence de ces deux
» hommes de l'art, également recommandables par leur savoir,
» dont l'un affirme et l'autre nie, nous avons dû puiser notre
» conviction dans les faits qui ont suivi le soufflet donné ; que
» tous les faits rapportés par les témoins nous ont démontré
» que cette fracture n'avait pas eu lieu. »

Il est donc établi que Cantagrel, fils, a donné un soufflet à
Guingal, fils, que ce dernier a été *renversé*. M. Demeaux
affirme que l'épine de l'omoplate du côté droit a été fracturée,
M. Briançon nie l'existence de la fracture.

Je vais maintenant reproduire ici les documents que je pos-
sède relatifs à cette question. Comme ils sont un peu longs et
ennuyeux à lire, pour des personnes étrangères à la médecine,
j'en donnerai à la fin de ce travail un résumé succinct, que je
mettrai en rapport avec les propositions de mon contradicteur ;
mais pour les personnes qui veulent voir par elles-mêmes, et,
d'ailleurs, pour ne pas être accusé d'emprunter à des citations
inexactes, j'ai cru devoir reproduire ces documents dans leur entier.

Je dois aussi réfuter une allégation inexacte qu'un autre de
mes confrères, M. Castelly, a cherché à propager et sur laquelle
je tiens à éclairer le public; savoir : que le lendemain de l'accident
G.... *avait travaillé comme à l'ordinaire*, et que c'était par les
conseils d'un ennemi de C..... qu'il s'était décidé à se rendre
auprès de moi.   **2**

Pour relever ces assertions, j'ai cru devoir reproduire en entier la déposition suivante, extraite du procès-verbal d'enquête :

Déposition de Louis Bouysset.

« Louis Bouysset, tonnelier, ... dépose : Que Guingal, fils, travaille chez lui en qualité d'apprenti ; — que le lendemain de la rixe, Guingal fut à l'ouvrage, et qu'il lui donna des liens à écorcher ; qu'il s'occupa de cette besogne jusqu'à l'heure où il fut déjeûner ; que, dans l'intervalle, le déposant apprit ce qui s'était passé la veille, et que, lorsque Guingal rentra chez lui, il lui en parla ; que Guingal lui dit : qu'effectivement Cantagrel lui avait donné un coup de poing qui l'avait renversé à terre, et que, depuis ce moment, il avait une douleur à l'épaule droite ; qu'il lui avait dit alors de lier un cerceau ; mais que Guingal, après avoir commencé la besogne, n'avait pu la terminer ; qu'alors, il lui avait dit de tourner la meule pour repasser quelques outils ; mais qu'après une vingtaine de tours de la main gauche, il avait déclaré ne pouvoir continuer ; qu'alors il s'était retiré ; que le matin, lorsqu'il fut déjeûner, il l'avait prié de lui prêter et de lui aider à charger une comporte qu'il ne pouvait charger lui-même à cause de la douleur qu'il éprouvait à l'épaule ; qu'alors il la lui plaça sur l'épaule gauche, et qu'il l'emporta la tenant de la main gauche. »

Réponse de M. le professeur Velpeau à M. Demeaux.

« Avec une fracture de l'épine de l'omoplate le malade peut agir, se croiser les bras, se servir du bras, et il se peut qu'il n'y ait ni engorgement, ni déplacement, ni déformation notable même au début. Oui , mon cher Demeaux, tout cela est possible; car, en ce moment-même, j'en ai un exemple sous les yeux à l'hôpital. Il est clair aussi, qu'au bout de quarante jours nulle traces de la blessure ne pourra être constatée , soit au point de vue anatomique , soit sous le rapport des fonctions du membre. Quant à la saillie anormale de l'os , on peut supposer là-dessus tout ce qu'on voudra , attendu que la possibilité ne peut pas plus en être niée que démontrée, comme pour toute espèce de fracture au surplus.

» En somme, votre affaire se réduit à une question de moralité; car il est évident que vous êtes parfaitement capable de voir s'il y a ou s'il n'y a pas de fracture de l'omoplate , chez un malade soumis au moment-même à votre examen.

» Velpeau.

» Paris , 7 juillet 1852. »

Réponse de M. le professeur Orfila, à M. Demeaux.

« Paris, 15 juillet 1852.

» Monsieur et honoré confrère ,

» J'ai attentivement étudié le cas pour lequel vous m'avez fait l'honneur de me consulter, et je ne vois pas qu'il y ait moyen de mettre en doute la fracture que vous avez diagnostiquée; en admettant que vous ne vous soyez pas trompé sur les caractères qui sont indiqués dans votre lettre , les objections faites par notre confrère , ne sont pas de nature à infirmer mon opinion. Aussi, je pense que vous pouvez soutenir avec succès la thèse que vous avez adoptée.

» Recevez , etc.   » Orfila. »

Réponse de M. le professeur Viguerie, à M. Demeaux.

« Monsieur et honoré confrère ,

» La réponse aux deux questions que vous me soumettez est bien simple , après l'exposé du fait et les connaissances anatomiques les plus élémentaires :

» 1° Une fracture de l'épine de l'omoplate située sur le point indiqué et reconnu par la mobilité des fragments et la crépitation, peut exister, sans qu'après la consolidation il en reste de traces appréciables. Le malade peut croiser les bras et se livrer à un léger travail manuel sans déplacer les fragments , mais non pas sans douleur. Il suffit de rappeler la position et les attaches des muscles sus-épineux , sous-épineux et sous-scapulaires , pour se rendre un compte exact de ce fait ;

» 2° Puisqu'il n'y a pas de déplacement possible à moins de mouvements assez violents pour déchirer les muscles, l'immobilité du membre maintenue et assurée par un bandage de corps et une écharpe est la considération principale pour favoriser la formation du col , et un bandage plus compliqué serait très gênant, et tout-à-fait inutile.

» Vous avez raison , mon cher confrère , deux fois, trois fois et toujours.

» Je déplore avec vous ce mépris des convenances, cet esprit de dénigrement qui a succédé aux égards, aux délicatesses qui distinguaient autrefois le corps médical ; mais aujourd'hui, le mal tient à des causes plus puissantes, surtout à la démoralisation générale. *Inde mali labes.*

» Veuillez, etc.

» *Signé :* Ch. Viguerie (oncle).

» Toulouse, le 13 juillet 1852. »

Leçon clinique de M. le professeur Velpeau, sur la fracture de l'épine de l'omoplate.

» Messieurs, Je vous ai déjà entretenus, il y a quelques jours d'un malade couché au n° 53, de la salle Ste.-Vierge. Je vais vous en parler encore ; car c'est un fait que vous ne devez pas oublier. — Rappelons en quelques mots les principaux antécédents. D'abord, pour mieux apprécier l'état actuel, et aussi, dans l'intérêt d'un médecin distingué de province que je connais et que j'estime.

» Voici le fait qui concerne notre confrère :

» Un jeune homme fait une chute, il éprouve une douleur vive dans l'épaule ; le médecin auquel j'ai fait allusion est appelé, constate une fracture de l'épine de l'omoplate, la soigne et la guérit. Quatre ou cinq semaines après ce médecin tombe malade. Pendant qu'il est retenu chez lui et qu'il ne peut sortir, le jeune homme demande devant les tribunaux une indemnité pour l'accident qui lui est arrivé ; le médecin qui l'a soigné lui donne un certificat. Comme il ne peut se rendre au tribunal, on appelle un autre médecin, qui, après avoir examiné le malade, affirme qu'il n'y a pas eu fracture et donne un certificat dans ce sens. Tel est le fait qui est porté devant les tribunaux. — Je ne veux point qualifier ici la conduite de cet aimable confrère, vous l'avez déjà tous jugée.

» Mais comme dans nos salles se trouve dans ce moment un malade atteint de fracture de l'épine de l'omoplate, je vais vous parler de ce genre d'accidents, puisse ce que je vais dire être utile à notre confrère.

» Le malade du n° 53 est entré le 30 juin dans nos salles; l'avant-veille il était tombé à la renverse sur un talus; l'épaule gauche avait porté sur le sol, et, au même moment, le malade avait ressenti une vive douleur dans cette région. Il se relève, fait accomplir à son bras toutes sortes de mouvements ; les mouvements sont possibles, mais gênés et douloureux. Il entre à l'hôpital.

» Nous ayons constaté et l'on constate encore parfaitement aujourd'hui l'existence d'une fracture de l'épine de l'omoplate située à l'union de l'épine de l'omoplate avec l'acromion. La crépitation, la mobilité anormale, la douleur étaient bien marquées; il y avait aussi un peu de gonflement. Le gonflement a disparu aujourd'hui, et s'il était facile à l'entrée du malade à l'hôpital de diagnostiquer cette fracture, il est encore bien plus facile de la reconnaître aujourd'hui, et cependant, malgré l'existence de cette fracture, le malade était libre dans tous les mouvements du bras: il pouvait croiser les bras, les porter sur la tête, mettre sa cravate, prendre du tabac, etc. Il n'a pas et n'a point eu d'appareil.

» L'explication de ce fait est de suite trouvée si l'on réfléchit à la position de l'épine de l'omoplate qui n'est, pour ainsi dire, qu'une portion d'un autre os, qu'une végétation sur un os, qui est entouré de toutes parts par des muscles : muscles sous-épineux, sus-épineux, trapèze, etc. Tous ces muscles maintiennent les fragments en contact et il n'y a point de chevauchement, point de déplacement. Ah ! s'il s'agissait d'une fracture de l'acromion, comme cette portion de l'épine de l'omoplate serait tirée par le deltoïde, il pourrait y avoir écartement, il n'y aurait plus cet équilibre que nous trouvons pour l'épine de l'omoplate. Or, chez notre malade, c'est l'épine et non l'acromion qui est le siége de la lésion.

» Que faire dans ce genre d'accidents ? Rien, ou presque rien. Maintenir le bras avec une écharpe, appliquer des compresses résolutives ou ne rien faire du tout. Je ne blâme pas toutefois, les chirurgiens qui appliquent des appareils, mais je pense que les bandages, de telle nature qu'ils soient, ne sont pas nécessaires en raison de la liberté des mouvements et du peu de tendance des fragments au déplacement. Les appareils éviteront les frottements quelquefois et l'on pourra peut-être espérer une guérison, une consolidation un peu plus prompte ; mais ces avantages ne compenseront pas l'ennui et les inconvénients de l'immobilité à laquelle vous condamnerez les articulations.

» Ainsi, de ce qu'un malade après un pareil accident a pu jouir de la liberté de tous ses mouvements, de ce que même la guérison est arrivée sans que vous ayez rien fait, gardez-vous de conclure qu'il n'a pas existé de fracture. Vous avez tous observé ces deux faits au n° 53, et vous pouvez les observer encore.

» Mais que vous revoyez ce malade dans quatre ou cinq semaines, je vous défierai de dire s'il y a eu ou s'il n'y a pas eu fracture.

» Quand une fracture de l'épine de l'omoplate est guérie, consolidée, il n'est pas possible de constater si elle a ou non existé, et il y a beaucoup de fractures comme celle-là. Je m'étonne fort qu'un médecin ait pu ignorer ces faits, et affirmer au bout de plus d'un mois, malgré l'affirmation contraire d'un habile confrère, affirmer, dis-je, qu'une fracture de l'épine de l'omoplate n'avait pas existé, parce qu'il n'en retrouvait pas de traces.

» Lorsque le tibia ou le péroné se fracturent seuls, ou que le radius se fracture dans son corps, ou surtout que cette lésion porte sur l'omoplate, l'épine de l'omoplate, les os du crâne, etc. en général la fracture ne laisse pas de traces apparentes, et il arrive souvent qu'il est impossible, au bout d'un certain temps, de dire de quel côté a existé la solution de continuité.

» Ces faits sont bien souvent le sujet de conflits devant les tribunaux et l'on a malheureusement trop souvent le spectacle peu digne de deux médecins affirmant, l'un qu'il y a eu, l'autre qu'il n'y a pas eu fracture. Dans ces cas, évidemment, c'est le médecin qui a vu d'abord et soigné le malade qui est dans la vérité.

» Mais, vous vous dites sans doute, pourquoi ces conflits, ces affirmations, ces négations. Ils tiennent presque tous, Messieurs, à une théorie qui trop longtemps a dirigé la science ; je veux parler de la théorie de Duhamel, reprise, développée et lancée par Dupuytren, je veux parler de la théorie de deux cals : le cal provisoire et le cal définitif. — Tous les médecins nourris de cette théorie, nommés de 1812 à 1825, et qui maintenant sont à la tête de la chirurgie, prennent la théorie de Dupuytren pour règle, et s'ils n'ont point voulu marcher avec la science ils seront tous disposés à dire qu'il n'a point existé de fracture, là où ils ne retrouveront pas leur cal provisoire.

» Ce cal provisoire, cette virole, c'est le mot consacré, vous le trouvez dans les cas où les deux fragments osseux ne peuvent pas être maintenus dans une bonne position, bout à bout dans les fractures du fémur, de l'humérus, par exemple, dans quelques fractures de la jambe, etc. Mais quand on peut bien réduire la fracture, la maintenir réduite; quand il n'y a point de déplacement ni de tendance au chevauchement dans les fractures de l'omoplate, de l'épine de l'omoplate, du crâne, etc., pas de cal provisoire, et, par suite, impossibilité absolue, dans la pluspart des cas, de constater qu'une fracture a existé au bout d'un certain temps. Dupuytren avait pris l'exception pour la règle.

» Encore une fois, Messieurs, n'oubliez pas les faits, et n'oubliez pas notre malade du n° 53, qui vous a offert un cas rare et intéressant à plus d'un titre. »

(Extrait de la *Gazette des Hôpitaux*, du 13 juillet 1852, n° 82).

RAPPORT sur une note relative à une fracture de l'épine de l'omoplate, considérée sous le point de vue médico-légal, par M. le docteur Demeaux, de Puy-l'Évêque.

Commissaires :

MM. Larey;
Denoüvilliers;
Robert, rapporteur.

Lu à la Société de chirurgie le 8 septembre 1852 et adopté à l'UNANIMITÉ.

«M. le docteur Demeaux, de Puy-l'Évêque, a communiqué à

la Société de Chirurgie un fait qui n'a qu'un intérêt médiocre au point de vue chirurgical ; mais qui soulève une assez grave question sous le rapport de la médecine légale.

» Le 23 mai 1852, un jeune homme de dix-huit ans, d'une constitution grêle, reçoit sur la joue gauche un vigoureux soufflet qui le renverse violemment à terre ; il se relève, peut mouvoir ses bras et les croiser sur sa poitrine ; mais le lendemain, les douleurs qu'il ressent dans l'épaule droite lui interdisent tout mouvement du bras correspondant.

» Le 25 au matin, M. Demeaux l'examine et constate l'existence d'une fracture de l'épine de l'omoplate, caractérisée par une vive douleur au siége de la lésion, la crépitation, la mobilité du fragment acromial. Le déplacement était nul, la rougeur et le gonflement peu prononcés.

» Notre confrère se contente de soutenir le bras avec une écharpe et de surveiller le malade. Le 27 mai, les signes de la fracture furent de nouveau constatés sans peine. M. Demeaux revit le malade plusieurs fois dans le courant du mois de juin ; tout alla pour le mieux.

» Les choses en étaient là lorsque deux confrères de la localité mirent en doute l'existence de la fracture. D'après le premier, « une fracture de l'omoplate ne saurait avoir lieu qu'à la suite » d'un coup de barre ou d'un coup d'arme à feu ; et d'ailleurs, » avec une pareille lésion, tout mouvement du bras eût été » impossible. » Le second confrère appelé par la partie adverse a été judiciairement chargé de visiter le blessé ; il a fait son examen le 30 juin, c'est-à-dire trente-huit jours après l'accident, et a déposé que « d'après la nature de la chute, attendu qu'il

» n'y avait ni ecchymose, ni engorgement, ni difformité, et
» qu'il n'avait pas été appliqué d'appareil convenable, il conclut
» que la fracture de l'épine de l'omoplate n'avait jamais existé. »

» La justice s'est prononcée et a adopté des conclusions en rapport avec les dépositions et l'opinion des deux contradicteurs
de M. Demeaux. Appel a été fait de ce jugement, et un autre
tribunal sera bientôt appelé à statuer définitivement sur ce débat.

» Tel est en résumé l'exposé du fait sur lequel M. Demeaux
invoque aujourd'hui les lumières de la Société de Chirurgie en
la priant de répondre aux questions suivantes :

» 1° Une chute dans laquelle l'épaule porte sur le sol peut-elle
déterminer une fracture de l'épine de l'omoplate?

» 2° Avec une fracture de l'épine de l'omoplate, le malade
peut-il exécuter des mouvements, croiser les bras, se livrer à
un léger travail?

» 3° Une écharpe est-elle suffisante pour guérir sans difformité
une fracture de l'épine de l'omoplate qui n'était compliquée d'aucun déplacement?

» 4° De ce que trente-huit jours après une chute sur l'épaule
on ne trouve ni ecchymose, ni engorgement, ni difformité, est-
on autorisé à conclure qu'une fracture de l'épine de l'omoplate
n'a pas existé?

» Messieurs, la Société de Chirurgie ayant manifesté l'intention
de n'intervenir dans cette discussion que d'une manière générale
et dans l'intérêt seul de la vérité, votre commission se bornera

strictement à vous soumettre les réponses qui lui ont paru devoir être adressées à chacune des questions posées par notre
confrère.

» 1° A la première question, il est certain qu'une chute sur
l'épaule peut déterminer une fracture de l'épine de l'omoplate ;
l'exemple suivant en démontre la possibilité :

» Le 30 juin dernier, M. le professeur Velpeau a eu l'occasion
d'observer une fracture de cette espèce. Le blessé était tombé à
la renverse sur un talus, l'épaule gauche avait porté sur le sol,
et au même moment une vive douleur s'était fait ressentir dans
cette lésion. *(Gazette des Hôpitaux*, 1852, page 326.)

» A l'observation directe, on peut joindre les données fournies
par l'induction. En effet, l'acromion, dont les fractures doivent
survenir par le même mécanisme que celles de l'épine scapu-
laire, dont elle est la continuation, se fracture souvent à la
suite de chutes sur le moignon de l'épaule. Ce fait est connu de
tous les praticiens ;

» 2° A la deuxième question, il n'est pas douteux qu'un blessé
affecté de fracture de l'épine de l'omoplate ne puisse exécuter
des mouvements variés avec le membre correspondant, et même se livrer à un léger travail. En effet, ces fractures n'étant
accompagnées d'aucun déplacement, et les fragments étant maintenus par les masses charnues des muscles, sus et sous épi-
neux d'une part ; et de l'autre, par les aponévroses résistantes
des muscles trapèze et deltoïde, les mouvements, de l'épaule
et du bras ne doivent être que médiocrement douloureux. Qui
ne sait d'ailleurs que dans des conditions moins favorables, diverses fractures n'apportent qu'un faible obstacle à la mobilité

des leviers osseux? Qui n'a vu des malades faire usage de leurs membres après des fractures de la clavicule, de l'acromion, de l'humerus, du col, du fémur, etc.

» Du reste, l'observation directe se charge de répondre péremptoirement à la question qui nous est adressée; en effet, chez le blessé observé par M. Velpeau, tous les mouvements du bras étaient possibles, mais seulement gênés et douloureux.;

» 3° A la troisième question, l'emploi d'une simple écharpe est suffisant pour permettre la consolidation des fractures de l'épine de l'omoplate; c'est même à ce moyen que se bornent la plupart des praticiens de nos jours. Il n'existe, en effet, dans cette espèce de fracture, aucun déplacement à prévenir ou à combattre, et la seule indication est de placer le bras dans le repos;

» 4° A la quatrième et dernière question, la manifestation de l'ecchymose dans les fractures varie beaucoup trop pour être en général un signe de quelque valeur dans le diagnostic de ces lésions. L'épine de l'omoplate, en particulier, étant recouverte par les aponévroses des muscles trapèze et deltoïde, ces plans fibreux demeurés intacts ainsi que l'aponévrose sous-épineuse, ne doivent-ils pas empêcher le sang épanché autour du foyer de la fracture de pénétrer dans le tissu cellulaire sous-cutané?

» Mais si l'absence de l'ecchymose, même après une chute récente sur l'épaule, n'autorise point à nier l'existence d'une fracture de l'épine de l'omoplate, à plus forte raison l'absence de ce symptôme, au bout de trente-huit jours, ne saurait-elle permettre une pareille conclusion; en effet, l'ecchymose est un phénomène essentiellement temporaire, et, en supposant qu'elle eût existé primitivement trente-huit jours sur un sujet jeune, ne sont-ils pas plus que suffisants pour faire résorber le sang infiltré dans le tissu cellulaire ?

» L'absence de difformité et d'engorgement au bout de trente-huit jours n'autorisent pas plus que l'absence d'ecchymose à conclure qu'une fracture de l'épine de l'omoplate n'a point existé. En effet, il ne saurait y avoir de difformité à la suite d'une fracture qui n'a donné lieu à aucun déplacement. Quant à l'engorgement, il est aujourd'hui bien avéré que lorsque les fragments d'une fracture sont restés au contact, le périoste qui les avoisine n'est le siége d'aucun épaississement, d'aucune induration, en un mot d'aucune saillie appréciable et capable surtout de révéler à travers les parties molles l'existence de la solution de continuité.

» Telles sont, Messieurs, les réponses que votre commission vous propose de faire aux diverses questions posées par M. le docteur Demeaux. (Extrait de la *Gazette des Hôpitaux* du 21 septembre 1852.) »

« M. le docteur Gensoul, de Lyon, membre correspondant, adresse la lettre suivante, à la Société de chirurgie :

« *Fracture transversale de l'angle inférieur de l'omoplate.*

» Monsieur et très honoré confrère,

» Une question de responsabilité médicale, relativement à un cas de fracture de l'omoplate est actuellement soumise au jugement des tribunaux. Je ne connais que très imparfaitement les faits de la cause, et ne puis avoir l'intention d'intervenir dans le débat; mais, parmi plusieurs cas de fractures de l'omoplate que j'ai observés, il en est un qui est tellement rare qu'il sera, je pense, lu avec intérêt. Les conclusions à tirer de ce fait sont tellement évidentes, que je dois me borner à le rapporter :

» Le nommé Revenu, cultivateur à Ste-Foy-lès-Lyon, se présenta dans mon cabinet, le 3 février 1834. Il se plaignait d'une douleur vive au bas de l'épaule lorsqu'il exécutait des mouvements. « La veille, me dit-il, en descendant une côte très
» rapide et pavée, mon pied droit a glissé ; j'ai failli tomber en
» arrière sur le dos ; mais je me suis retenu sur la main droite
» et me suis redressé sans que mon dos ait touché la terre. Je
» souffrais un peu ; mais comme je n'étais pas tombé, je rega-
» gnai mon domicile, pensant que la douleur disparaîtrait bien-
» tôt ; mais aujourd'hui je souffre davantage et je viens me faire
» examiner. » Je fis dépouiller de ses vêtements cet homme vigoureux, alors âgé de quarante-huit ans, et je reconnus une fracture transversale de l'angle inférieur de l'omoplate. Le fragment inférieur était si sensiblement écarté, qu'en portant l'épaule en arrière, il était facile de le mouvoir, de le faire crépiter contre le corps de l'omoplate. Le docteur Pérouse, mon secrétaire à cette époque, constata, sans peine et à l'instant, cette fracture, qui se reconnaissait (passez-moi l'expression) à pleine main. Il était évident que les efforts spontanés et convulsifs des muscles grands-ronds et des faisceaux musculaires du grand-dorsal, qui s'insèrent à l'angle inférieur de l'omoplate, avaient rompu cet os et détaché son angle inférieur ; cependant, l'action des autres muscles du tronc avait suffi pour que le malade pût se redresser et regagner son domicile sans douleurs trop vives et sans qu'il fût privé de mouvoir son bras. Je plaçai le bras demi-fléchi, appuyé sur les côtés du tronc ; je le maintins dans cette position quarante-cinq à cinquante jours, et la guérison a

été si complète que , quelques mois après , il était impossible de reconnaître le lieu de la fracture.

» Dans le courant de l'année 1848, le même malade se présenta de nouveau dans mon cabinet; il venait de tomber sur le dos en marchant dans une rue dont une pluie fine avait rendu les pavés glissants : le côté gauche et postérieur du tronc avait violemment frappé le sol. A peine eut-il dépouillé ses vêtements que , portant la main sur l'angle inférieur de l'omoplate gauche, je reconnus une fracture semblable à celle que j'avais constatée quatorze ans auparavant , à l'angle de l'omoplate , du côté opposé. Les mouvements du bras étaient douloureux ; mais ils pouvaient s'exécuter presque dans tous les sens. Le traitement fut le même ; La guérison eut lieu de la même manière. Aujourd'hui le malade travaille la terre avec vigueur malgré ses soixante-six ans.

» Je dois ajouter que Revenu n'a jamais été affecté de maladies vénériennes , n'a jamais éprouvé d'autres fractures , et la seule prédisposition que l'on pourrait supposer chez cet homme robuste , serait une petite épaisseur congéniale des tissus osseux des omoplates.

» Agréez , etc.

» Gensoul. »

(Extrait de la *Gazette des Hôpitaux*, du 19 octobre 1852, n⁰ 124).

PARALLÈLE *des proportions scientifiques qui ressortent des documents ci-dessus et des arguments émis par MM. Briançon et Monmayou.*

Résumé des documents scientifiques qui établissent d'une manière péremptoire les propositions suivantes.

1°

1° Une chute dans laquelle l'épaule porte sur le sol peut déterminer une fracturé de l'épine de l'omoplate.

Une fracture de l'épine de l'omoplate peut avoir lieu sans cause directe et par le seul résultat de la contraction musculaire.

Velpeau, Viguerie, Orfila, Gensoul de Lyon, la Société de Chirurgie.

2°

2° Avec une fracture de l'omoplate, le malade peut croiser les bras, les porter sur la tête, exécuter des mou-

---

Arguments sur lesquel se sont basés MM. Briançon et Monmayou, deuxième suppléant, pour nier l'existence de la fracture de l'épine de l'omoplate.

1°

La nature de la chute, le siége de la fracture indiqué par le plaignant.

Briançon.

2°

Guingal s'est relevé, a croisé les bras sur sa poitrine, les a mis en mouvement, le lendemain il s'est livré à quelques

vements divers se livrer même à un léger travail.

Velpeau, Viguerie, Orfila, rapport de la Société de Chirurgie.

travaux ; tous ces faits éloignent l'idée d'une fracture *qui auraient dû l'empêcher de faire le moindre mouvement avec le bras droit.*

Monmayou *(Extrait du jugement.)*

3°

3° Une écharpe est suffisante pour guérir, sans difformité, une fracture de l'épine de l'omoplate qui n'est compliquée d'aucun déplacement ; c'est même le seul bandage qui soit mis en usage par la pluspart des chirurgiens. On peut même ne rien faire du tout.

Dans cette espèce de fracture il n'y a pas de déplacement à prévenir ou à combattre, il suffit de tenir le bras dans le repos.

Velpeau, Viguerie, Orfila, rapport de la Société de Chirurgie.

3°

La coaptation parfaite des fragments prétendus de la fracture, sans qu'il ait été appliqué d'appareil contentif.

Interpellé sur la question de savoir si la fracture de l'épine de l'omoplate pouvait être réduite sans laisser des traces apparentes, sans autre appareil qu'une écharpe placée au niveau du poignet, a répondu : *Que la consolidation n'aurait pas pu avoir lieu sans laisser des traces apparentes.*

Briançon.

4°

4° Après un délai de 38 jours une fracture de l'épine de l'omoplate est guérie, consolidée, et lorsque cette espèce de fracture est guérie, consolidée, il est impossible au bout de plus

4°

La coaptation parfaite des fragments prétendus de la fracture après un délai de trente-huit jours seulement.

Briançon.

d'un mois d'en reconnaître les traces, et le plus souvent même de dire de quel côté elle a existé.

Velpeau, Viguerie, Orfila, rapport de la Société de Chirurgie.

Et que, s'il y avait eu frac-ture, on en trouverait nécessai-rement quelques traces après trente-huit jours de l'évènement.

Briançon.

5°

5° L'ecchimose est un symp-tôme sans valeur, dans les frac-tures en général, même au dé-but, principalement dans les frac-tures de l'épine de l'omoplate ; à plus forte raison au bout de trente-huit jours, l'absence de ce symptôme n'autorise pas à conclure qu'une fracture de l'épine de l'omoplate n'a pas existé ; il ne saurait y avoir ni difformité, ni engorgement, à la suite d'une fracture qui n'a donné lieu à aucun déplacement.

Velpeau, la Société de Chirurgie.

5°

L'absence d'ecchimose, d'en-gorgement consécutif me por-tent à croire que la fracture n'a pas eu lieu.

Briançon.

Après cet exposé, que reste-il des arguments de M. Briançon ? Évidemment *rien*. — Que deviennent ses conclusions ? Elles sont anéanties.

Maintenant, Monsieur Briançon, comment expliquer votre conduite ? Imprudent, vous avez failli déshonorer un confrère,

si ce dernier n'avait trouvé dans la conscience de son droit assez
d'énergie et dans ses connaissances assez de ressources pour dé-
tourner les armes dont vous avez voulu le frapper. Vous n'aviez
donc pas compris que les conclusions de votre rapport étaient
pour moi une injure, une atteinte à mon honneur? Et comme
l'honneur est mon bien le plus précieux, ma seule fortune, j'ai
dû le revendiquer avec force.

Vous basez les conclusions qui démentent les miennes sur des
arguments scientifiques. Une première fois, chez moi, je vous ai
exposé que ces arguments étaient autant d'erreurs; mais alors
je ne pouvais opposer que mon autorité à la vôtre, et, pendant
plusieurs jours, la question était posée entre vous et moi; nous
avions chacun nos amis et nos adhérens, par sympatie plutôt
que par conviction; mais aujourd'hui, affrontant la publicité, j'ai
posé la question entre vous et le corps chirurgical tout entier, et
les arrêts du corps chirurgical vous condamnent.

Il ne peut plus rester de votre côté que ceux qui ont des yeux
et des oreilles, mais qui refusent de voir et d'entendre.

Lorsque, pourvu de ces documents je vous en donne com-
munication et vous demande des explications, vous vous drapez
dans votre dignité et votre conscience, et vous me répondez cette
lettre dédaigneuse :

« Mais je n'ai pas à modifier le jugement que je rendis le
» 30 juin dernier, comme vous le savez, je l'ai déduit des
» circonstances commémoratives de la cause et de l'inspection
» attentive des parties, et je l'ai formulé sous la foi du ser-
» ment. »

Dans cette position, Monsieur, il y aurait eu de la générosité de ma part de vous demander l'aveu d'une erreur ; il y aurait eu de la vôtre de la loyauté de le faire. — Tandis que, retranché derrière votre conviction, qui est une injure pour moi, mais à la sincérité de laquelle je ne crois pas, vous maintenez vos premières assertions.

Hé bien ! Monsieur, si vous ne voulez pas avouer que vous vous êtes trompé, permettez-moi, du moins, de vous le prouver publiquement, et de vous renvoyer le démenti que vous m'avez lancé. Tant pis s'il vous blesse.

§. 1.

Pour nier la fracture que j'avais constatée, vous invoquez la nature de la chute ; et de quel droit, Monsieur, niez-vous un fait parce que vous ne pouvez vous en expliquer la cause ? La fracture que j'atteste avoir vue le 25 mai, ne pouvait-elle pas se produire dans les trente-six heures qui se sont écoulées entre le soufflet donné et mon examen ? Et d'ailleurs il était démontré pour vous comme pour moi, que le jeune homme avait été *renversé* par le soufflet. Vous ne mettiez pas en doute alors que l'épaule n'eût porté sur le sol ; mais vous partagiez l'opinion de notre confrère de Puylévêque, qui avait propagé dans l'opinion publique qu'une telle fracture ne peut avoir lieu que par un coup de barre ou un coup d'arme à feu. Cette opinion, que vous avez adoptée trop légèrement, est formellement démentie par M. Velpeau, par M. Viguerie, par la Société de Chirurgie, et surtout par M. Gensoul, de Lyon, qui vient détruire le dernier argument qui vous restait, en publiant dans la *Gazette des Hôpitaux*, du 19 octobre, un cas qui prouve la possibilité des fractures de l'omoplate sans violence directe et par la seule contraction des muscles.

Première Erreur.

§. 2.

Vous invoquez l'absence d'ecchimose ! Et la Société de Chirurgie, par l'organe de son rapporteur, vous dit : « Que l'ecchymose est un symptôme sans valeur dans les fractures en général, même au début, principalement pour le diagnostic des fractures de l'épine de l'omoplate à cause de la disposition des aponévroses ;

» Que l'absence de ce phénomène, surtout après trente-huit jours, chez un sujet jeune, ne peut autoriser à conclure qu'une fracture de l'épine de l'omoplate n'a pas existé. »

Deuxième Erreur.

§. 3.

Vous invoquez l'absence d'engorgement consécutif ! Et M. Velpeau et la Société de Chirurgie vous disent : « Qu'il ne peut y avoir d'engorgement consécutif dans une fracture qui s'est faite sans déplacement. »

Troisième Erreur.

§. 4.

Vous invoquez la coaptation parfaite des fragments *prétendus* de la fracture, après un délai de trente-huit jours seulement ! Et M. Velpeau, et la Société de Chirurgie vous disent, « Que lorsqu'une fracture de l'épine de l'omoplate est guérie, consolidée, il est impossible, au bout de plus d'un mois, d'en reconnaître les traces, et le plus souvent même de dire de quel côté elle a existé. »

Quatrième Erreur.

§. 5.

Vous prétendez qu'une écharpe n'est pas suffisante pour obtenir la consolidation d'une fracture de l'épine de l'omoplate, sans laisser des traces apparentes ! Et vous avez l'inconvenance de faire consigner sur le procès verbal d'enquête, *Écharpe placée au niveau du poignet !* comme si tout le monde ne savait pas que je sais appliquer une écharpe à un bras ! Et M. Velpeau, et M. Viguerie, et la Société de Chirurgie vous déclarent « Qu'une écharpe est suffisante ; que la plus part des praticiens n'appliquent pas d'autre appareil ; qu'on peut même ne rien faire dutout ; qu'il suffit de tenir le bras dans le repos ! »

Cinquième Erreur.

§. 6.

Vous inspirez à M. Monmayou cette phrase : que G.... s'est relevé, a croisé les bras sur sa poitrine, les a mis en mouvement ; que le lendemain il s'est livré à quelques travaux ; que tous ces faits éloignent l'idée d'une fracture, qui aurait dû l'empêcher de faire le moindre mouvement avec le bras droit !

Et M. Velpeau, et M. Viguerie, et M. Gensoul, et la Société de Chirurgie vous disent : « Qu'avec une fracture de l'épine de l'omoplate, le malade peut exécuter des mouvements variés et étendus ; que ces mouvements doivent être médiocrement douloureux ; qu'il peut même se livrer à un léger travail.

Sixième Erreur.

Tenez, Monsieur Briançon, désormais suivez seulement les

inspirations de votre cœur et de vos sentiments; vos connaissances médicales ne se trouveront pas ainsi en défaut, et vous
ne commettrez plus de pareilles énormités scientifiques.

Cahors, imprimerie de J.-A. BRASSAC.

www.ingramcontent.com/pod-product-compliance
Lightning Source LLC
Chambersburg PA
CBHW070746210326
41520CB00016B/4601